AF586968

DE LA NÉCESSITÉ

DE CONSTITUER LE CORPS

DES OFFICIERS DE SANTÉ

DANS L'ARMÉE ET POUR L'ARMÉE,

PAR

Le Colonel CERFBERR,

DÉPUTÉ.

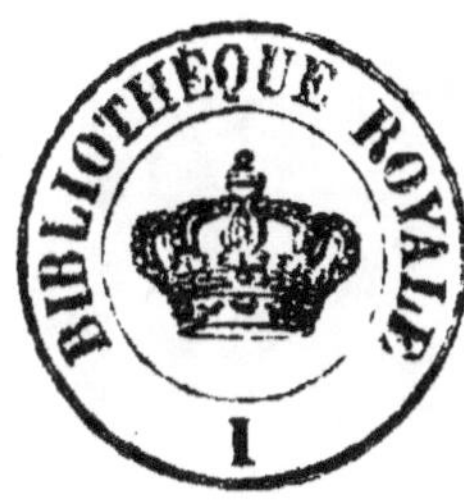

Voilà nos médecins : ce sont des savants et des soldats.
Le Duc d'Orléans au duc de Saxe-Weimar.

Extrait du Spectateur Militaire.

PARIS.

IMPRIMERIE DE L. MARTINET.

RUE JACOB, 30.

1848.

DE LA NÉCESSITÉ

DE CONSTITUER

LE CORPS DES OFFICIERS DE SANTÉ

DANS L'ARMÉE ET POUR L'ARMÉE.

AVANT-PROPOS.

Entré au service sous l'Empire, j'ai pris part aux grandes guerres de ses dernières années; et, dès cette époque, j'ai été frappé de l'injustice, de l'ingratitude dont on payait les éminents services des officiers de santé militaires, auxquels chacun de nous avait tant d'obligations. Le décret du 30 novembre 1811 a appesanti sur eux le pouvoir disciplinaire d'un corps purement administratif. La Restauration leur a refusé la croix de Saint-Louis. L'ordonnance du 18 septembre 1824 et le règlement du 30 décembre de la même année, réagissant contre des lois et décrets non abolis (lois du 3 ventôse an II, loi du 12 pluviôse an III, décret du 30 novembre 1811), ont illégalement et irrationnellement établi le principe de l'obéissance des officiers de santé aux ordres de l'Intendance, et confèrent aux sous-intendants une action disciplinaire qui dépasse les limites posées dans le décret de l'Empire. Qui le croirait? La Révolution de Juillet, faite au nom et pour la défense des lois, a consacré et élargi l'usurpation illégitime de l'administration. Le décret de 1811 limitait le pouvoir des commissaires des guerres à la punition des officiers de santé subalternes, qu'ils pouvaient mettre *aux arrêts simples*, à condition encore, qu'ils en rendront immédiatement compte aux ordonnateurs : en 1824 ils obtiennent le droit de punir, des arrêts simples, même les chefs; en 1831 (règlement du 1er avril), ce droit s'étend aux arrêts forcés pour tous les officiers de santé indistinctement... Récemment encore on déniait à ceux-ci la faveur d'être honorablement enterrés, et l'encens de la poudre manquerait à leur tombe si un ministre loyalement inspiré n'avait pris à cœur de réparer cet irréligieux oubli.

La question que je soulève intéresse vivement l'armée et le commandement ; c'est après l'avoir vue au moment d'être résolue (sous le ministère du général Schneider), c'est après l'avoir profondément étudiée, c'est après avoir analysé la marche successive, et pour ainsi dire occulte des empiétements de l'administration (car aucun décret, aucune loi n'est intervenue), que je me suis décidé à faire entendre une voix désintéressée en faveur d'un corps savant de 1,400 officiers que l'Intendance militaire prétend grouper à sa suite, et rabaisser au niveau des agents d'exécution des services administratifs.

J'ai besoin, avant d'entrer en matière, de protester de mon respect pour le corps de l'Intendance où je n'ai que des amis, et où j'ai l'honneur de compter un frère et un beau-frère ; l'utilité de son institution, la nécessité de son action, ne peuvent être niées par aucun esprit judicieux qui comprend le mécanisme de la vie collective des armées. C'est parce que j'apprécie sincèrement les services de ce corps et la portée de sa mission que je voudrais le voir s'enfermer dans le cercle de ses légitimes attributions, qui se résument dans le contrôle ; elle ne peut prétendre, sans danger pour elle-même, à sortir des bornes d'une action purement administrative. Que l'Intendance soit flattée de pouvoir montrer, parmi ses subordonnés, un corps spécial dont la science et le dévouement brillent dans les fastes de notre gloire nationale, et reçoivent de l'Europe entière un tribut d'hommages, des hommes, que dans la séance du 30 avril 1838, M. Dupin célébrait du haut de la tribune aux applaudissements de la Chambre entière. Ah ! je le comprends, et c'est là une noble vanité que l'on peut excuser; mais je le demande à l'Intendance elle-même, elle a trop de lumières et de sagesse pour ne point reconnaître tôt ou tard que ni ses études, ni ses moyens, ni ses loisirs ne peuvent être utilement appliqués à la direction et au commandement du personnel des officiers de santé militaires; qu'elle se hâte de faire à l'intérêt de l'armée, le sacrifice d'une vanité honorable, que la raison publique finira par obtenir, quand cette fille du temps s'attaquera à la question qui fait le sujet de ce travail.

CHAPITRE I.

SITUATION ACTUELLE.

S'il ne s'agissait ici que de l'intérêt d'une corporation, nous aurions laissé à ses membres le soin de faire valoir sa cause ; mais la question qui naît de la situation actuelle des officiers de santé, est multiple ; elle touche non seulement à l'existence et à la dignité de ce corps illustre, mais encore aux intérêts les plus précieux et les plus respectables de l'armée tout entière. C'est à ce dernier titre qu'elle n'a cessé de nous préoccuper depuis bien des années ; en outre, elle a son côté financier ; et, comme la moralité des dépenses est aussi l'une des conditions essentielles d'un budget régulier, peut-être verra-t-on que notre qualité de membre de la Chambre élective nous devait être une excitation de plus à traiter ce sujet.

L'état actuel des choses affecte :

1° L'armée ;

2° Le pays ;

3° Le corps des officiers de santé.

1° Le service médical de l'armée est compromis par les difficultés et par la qualité du recrutement des officiers de santé, par les démissions et les retraites prématurées qui appauvrissent ce corps et qui entraînent sa décadence, par le découragement qui s'empare des restants et qui se traduit en un concert permanent de plaintes et de réclamations.

Nous sentons la gravité de ces énonciations ; mais la preuve n'en est que trop facile.

Quant au malaise profond qui travaille le corps des

officiers de santé et au dégoût qui s'empare de ses membres les plus distingués, c'est un fait notoire bien connu de tous les chefs de corps, de tous les officiers généraux qui font des inspections annuelles ; il se manifeste par les démissions, par les retraites demandées avant l'âge des infirmités. Que l'on consulte le journal militaire officiel depuis 1836, époque d'une faible rénovation, et le grand nombre de décisions royales et ministérielles, les règlements et instructions qui se sont succédé en cette période de douze ans, les modifications souvent contradictoires, les interprétations et solutions qui sont intervenues en grand nombre, démontrent en quelque sorte officiellement l'inconsistance de la situation, ainsi que la faiblesse des conditions organiques du corps.

Administrativement et politiquement, n'est-ce point un fait sérieux que ce mécontentement profond qui circule dans une masse de 1,400 fonctionnaires qui par leur éducation et par leur profession appartiennent aux classes les plus éclairées de la population, et exercent chacun dans sa sphère une influence incontestable?

Combien d'officiers de santé, dès leur début, forts d'une dose réelle de capacité, donnent leur démission, et c'est ainsi que chaque génération d'élèves se découronne de sa brillante tête, et ne fait à l'armée que le partage de ses éléments médiocres ou mauvais; ceux qui sont âgés ou peu sûrs d'eux-mêmes, continuent une carrière dont ils savent d'avance les bornes étroites, mais avec la pensée de prendre leur retraite dès qu'ils y auront droit ; quelques uns, distingués par un mérite exceptionnel, s'y créent des positions scientifiques (le professorat). Encore sont-ils réduits à puiser dans la science la compensation de ce qui leur est refusé pour le bien-être et pour l'honorabilité sociale.

Telle est cette carrière des officiers de santé, envisagée dans sa situation morale. Deux traits de cette situation méritent une attention spéciale, parce que l'armée en est grandement affectée : ce sont les démissions et le recrutement.

Les démissions se succèdent sans interruption ; les modifications apportées de 1836 à 1840 à l'état des offficiers de santé, n'en ont point diminué le nombre; elles vont croissant; aucun corps de l'armée ne présente un pareil exemple de désertion et de décadence dans le personnel; nous ne voulons pas affliger l'administration par la publicité des chiffres, mais nous sommes en mesure d'affirmer que la somme annuelle des démissions qui émanent de l'infanterie, de la cavalerie, de l'artillerie et du génie, n'égale point celle des démissions qui proviennent du seul corps des officiers de santé. N'est-ce point encore là un fait d'une affligeante gravité ! Il faut y joindre les vides qui résultent des retraites anticipées, et des décès plus nombreux parmi les officiers de santé que dans tout autre corps de l'armée, particularité si digne d'augmenter l'intérêt et la sympathie qui leur sont dus à tant d'autres titres.

Le recrutement des officiers de santé est difficile, et c'est le problème qui a le plus exercé l'administration ; mais elle n'a point compris la solution qu'il exigeait. Le peu d'empressement que témoignaient les hommes d'avenir à se présenter aux examens d'admission, l'insuffisance croissante du nombre des candidats, devaient convaincre l'administration que les plaintes des officiers de santé étaient fondées, et la décider à des améliorations qui fussent propres à donner à cette carrière le prestige et l'attrait dont elle est dépourvue. Si les concurrents se pressent au seuil des Écoles polytechnique et de Saint-Cyr, c'est qu'il y a là une perspective d'avantages et de satisfactions morales, un avenir où la subordination des grades inférieurs est tempérée par l'espoir du commandement et de l'autorité des grades supérieurs; si les concurrents manquent aux emplois de chirurgien-élève, c'est que ces emplois sont au bas d'une hiérarchie tronquée et destituée de toute efficacité, c'est qu'ils font partie d'une carrière subalternisée, jusque dans ses fonctions les plus élevées, à l'action d'une autorité incompétente. Il fallait rehausser cette carrière, étendre et fortifier cette hiérarchie, accorder à ses grades une valeur par assimilation; en un mot, il fallait, dans l'intérêt de l'armée, imiter les créateurs des écoles militaires, faire un appel à l'émulation de la jeunesse, à de nobles ambitions, à tout ce qu'il y a de puissant et d'élevé dans le cœur des générations studieuses... on a préféré faire appel à la misère, à la besogneuse anxiété des parents pauvres, à l'appétit d'argent, c'est-à-dire à ce qu'il y a de plus infime et de plus démoralisant dans les instincts de l'homme : on a mis des affiches au coin des rues; on a attaché aux emplois de chirurgien-élève une prime de 400 et de 600 fr.; on a imprimé sur ces affiches le chiffre des appointements de sous-aide; on a multiplié en même temps les jurys d'admission dans les petites localités; ces jurys, composés pour la plupart d'officiers de santé de grades inférieurs, et fonctionnant (comme toujours) sous la main des sous-intendants, manquent d'indépendance et d'autorité scientifique; étrangers à l'enseignement, ils ne comprennent point la portée des choix à faire ; en un mot, on a institué un mode de recrutement qui a dû concourir inévitablement à la décadence du corps, et par suite au dommage du service sanitaire de l'armée. Des éléments de personnel, recueillis de cette manière sur tous les points du royaume, dirigés avec feuille de route de 1 fr. par jour sur les hôpitaux d'instruction, soumis là à un système vicieux d'initiation, et abandonnés avec les passions de leur âge aux séductions des grandes villes ; de pareilles recrues, disons-nous, sans casernement, sans unité scientifique ni morale, peuvent sommeiller assez paisiblement sous le joug de l'Intendance, et faire à celle-ci fête de sa suprématie ; mais l'armée, mais le soldat malade, quelles garanties en peut-il espérer ?

Au moins cet incroyable mode de recrutement a-t-il fait cesser l'embarras que l'administration éprouvait à combler les vides des démissions, des retraites et des décès ? l'armée est-elle assurée d'avoir pour ses blessés et ses malades des praticiens tels quels, mais au moins pourvus du titre légal de l'exercice professionnel ? Non, une partie des emplois d'aides-majors sont occupés par des officiers de santé dits *commissionnés*, et qui n'ont pas rempli les conditions légales du doctorat ; il y a plus : de simples sous-aides sont journellement détachés des hôpitaux pour aller exercer dans les régiments et corps de troupes les fonctions d'aide-major, c'est-à-dire de praticiens ; en d'autres termes, la santé du soldat est livrée aux mains d'hommes qui n'ont aucune aptitude légale à l'exercice de l'art, et qui seront peut-être dans un ou deux ans, à la suite d'examens, déclarés impropres aux fonctions dont on les investit aujourd'hui ! ! Que dirons-nous des services de 200 malades, imposés à un seul médecin ;

c'est là presque l'état normal du service de santé en Afrique et même dans quelques hôpitaux de l'intérieur ; le chiffre réglementaire de 100 à 160 malades par médecin est fréquemment dépassé, alors qu'il est bien reconnu par les hommes de science et de conscience que ce chiffre est la limite extrême de l'attention médicale et du diagnostic lucide des maladies. Encore ici, on le voit, l'intérêt sanitaire de l'armée est méconnu, et l'administration, même en empiétant sur l'exercice légal de la médecine par un artifice de désignations provisoires, ne parvient point à faire face aux exigences sacrées du service de santé.

A d'autres, la solution de la question qui vient de surgir de notre sujet : jusqu'à quel point est-il permis à l'administration de livrer à des mains incompétentes la santé et la vie des hommes que la loi enlève à leurs familles pour les consacrer pendant sept ans à la défense du pays ? Plus le principe de cette loi est noble et élevé, plus il importe de le sauve-garder en ne permettant point qu'on y attache des conséquences qui seraient de nature à le compromettre par les préventions des familles : le soldat qui paie son tribut à la patrie, se glorifie des mutilations ou de la mort qu'il reçoit sur le champ de bataille ; mais dans les infirmeries, les ambulances, les hôpitaux, la sollicitude du gouvernement doit l'entourer de toutes les garanties, et si l'indigent, si le vagabond malade, que la charité recueille dans les hospices civils, y trouve le secours de médecins à compétence légalement reconnue, les soins d'une haute expérience presque toujours représentée par les notabilités scientifiques, comment refuserait-on les mêmes conditions de traitement au soldat qui a puisé dans les fatigues du service ou dans les accidents de la guerre, le germe de sa maladie, les nobles infirmités de son corps ?

Un officier général, qui siège à la Chambre, M. le lieutenant-général Paixhans, a démontré que la mortalité de l'armée excède de beaucoup celle des classes civiles correspondantes ; nous savons qu'elle peut être imputée à des causes très diverses ; mais qui peut dire si elle se soutiendait au même niveau avec une meilleure organisation du service de santé, avec un choix plus sûr de médecins, avec des médecins qui seraient tous légalement et scientifiquement aptes à traiter des malades ?

Or, ce sont des médecins de cette sorte que l'administration doit à l'armée, et nous ajoutons qu'elle les trouvera quand elle voudra : c'est ce que nous nous chargeons de prouver.

2° Le pays souffre de toute atteinte que reçoit l'ordre légal, et il ne saurait vouloir la continuation des infractions qui sont faites à la loi sur l'exercice de la médecine au détriment des soldats ; il ne peut vouloir que des sous-aides et des aides-majors commissionnés, non revêtus du doctorat, disposent de la vie de ses enfants, momentanément confiés à l'armée.

Le pays est intéressé à la moralité comme à la quotité des dépenses qu'entraîne telle ou telle branche des services publics. D'après ce qui précède, il est déjà permis de contester la moralité d'une dépense qui, destinée à pourvoir aux besoins sanitaires de l'armée, ne produit que les résultats que nous avons fait connaître. Ajoutons quelques détails pour prouver que la dispensation des fonds alloués au personnel médical est mal entendue et inféconde pour le bien du service.

Nous avons fait allusion plus haut à l'espèce de prime que l'on a attachée à la scholarité. Les élèves de première division des trois hopitaux d'instruction (Strasbourg, Lille et Metz) reçoivent 400 fr. par an; ceux du Val-de-Grâce, 600 fr. Cette dépense, dont aucune autre école de l'armée ne fournit d'exemple, a quelque peu diminué les difficultés du recrutement; mais elle est une des causes qui nuisent le plus à sa qualité. En outre, on accorde la feuille de route à 1 fr. par jour aux élèves qui se rendent tous les ans des hôpitaux d'instruction de province à Paris. Quant aux sous-aides qui viennent subir les épreuves du grade d'aide-major, ils jouissent de la feuille de route à 2 fr. 50 c. par étape. Ces dépenses, parfaitement stériles pour les résultats de l'enseignement et pour le bien du service, s'augmentent en raison de la mobilité du personnel : plus les démissions se multiplient, plus il faut activer le recrutement; aussi, tandis que le corps d'officiers du génie, se montant à 664 individus, se recrute au moyen d'une promotion annuelle de 23 à 27 élèves (1845-1846); tandis que le corps d'officiers de l'artillerie, composé de 1,335 individus, n'a besoin que d'une promotion annuelle de 45 élèves (1846), il n'en faut pas moins de 120 tous les ans au corps des officiers de santé, dont le cadre constitutif est fixé à 1,377. Les résultats des examens et concours annuels correspondent à cette différence : les hôpitaux d'instruction et de perfectionnement comptent tous les ans six fois plus d'élèves refusés que les écoles Polytechnique et de Saint-Cyr : ce déchet prouve le vice du système de recrutement, la médiocrité des éléments qu'il procure, la nécessité d'une autre organisation de l'enseignement fractionné entre quatre écoles quand une seule suffit à l'artillerie et au génie. Les mauvais résultats des examens des sous-aides démontrent plus particulièrement le vice d'une scholarité morcelée en deux périodes et sans direction suffisante. Or, ces rejets, ces licenciements, ces avortements d'examens et de concours, se traduisent dans le budget par un accroissement de frais de route sans aucune utilité, par une perte d'émoluments accordés prématurément à des élèves qui deviennent des non-valeurs pour le service médical.

Le vice général de l'organisation des officiers de santé réagit encore d'une autre manière sur le budget : l'insuffisance des hommes a pour conséquence l'incertitude ou l'erreur des traitements ; c'est le propre de l'inhabileté de multiplier les tentatives, et de prodiguer les moyens d'action ; les maladies mal comprises, mal dirigées, s'éternisent et se compliquent. Le nombre et le prix des journées de traitement s'accroissent ; toutefois, nous nous plaisons à reconnaître sous ce rapport une amélioration progressive ; mais il reste beaucoup à faire, et ce qui a été obtenu donne la mesure du bien qui peut se réaliser encore.

3° Nous insisterons peu sur les conséquences de cette situation pour le corps des officiers de santé lui-même ; elles parlent assez haut : déconsidération de leur carrière par le mode et par la qualité du recrutement ; abaissement du professorat qui ne participe point aux avantages des professeurs des autres écoles de la guerre ; fractionnement illogique des études ; annexion au chapitre des hôpitaux, des écoles de médecine militaire qui restent ainsi séparées et distinctes des autres écoles militaires ; démissions des sujets les plus distingués de chaque promotion ; répugnance des hommes d'avenir à partager leur sort dans l'armée ; retraite prématurée des hommes qui sentent leur propre valeur; fatigue et découragement de ceux qui restent forcément au service quand ils ne sacrifient point l'intérêt sanitaire de l'armée à la poursuite des avantages de l'exercice civil.

CHAPITRE II.

CAUSES DE LA SITUATION.

Ces causes, un membre de l'Intendance se charge de les exposer brièvement. Dans la nouvelle édition de l'excellent ouvrage intitulé : *Cours d'Administration militaire*, que vient de publier M. Vauchelle, on lit les passages suivants :

« L'administration se partage en deux branches distinctes : la *direction* et le *contrôle*, ou soit la *haute-administration*, l'*exécution*, ou soit la *gestion* (t. I, p. 2).

» Le ministre de la guerre et, sous ses ordres immédiats, le corps de l'Intendance militaire ont à leur disposition un personnel d'officiers de santé et d'officiers d'administration pour l'exécution des différents services administratifs (t. I, p. 12).

» Indépendamment du devoir de faire soigner les militaires malades, l'administration a celui de prévenir chez eux l'invasion des maladies auxquelles ils sont le plus exposés, etc. (t. II, p. 373).

» Les officiers de santé employés dans les corps de troupes sont subordonnés aux chefs de corps; ceux employés dans les hôpitaux militaires, aux fonctionnaires de l'Intendance militaire (t. II, p. 384). »

Cette définition est conforme aux termes d'une circulaire ministérielle du 28 mai 1845, où il est dit que les fonctionnaires de l'intendance sont les chefs directs du personnel des hôpitaux, et que les intendants sont les *chefs immédiats* des élèves.

Quant à l'action des officiers de santé dans leur sphère de compétence immédiate, écoutons encore M. Vauchelle : « Ils proposent au sous-intendant mili- » taire leurs vues d'amélioration dans les parties du » service qui intéressent le bien-être des malades (t. II, » p. 382). »

Enfin, aux armées, voici la position des officiers de santé en chef : « Les officiers de santé en chef d'une » armée résident au grand quartier général ; ils exer- » cent sous l'autorité immédiate de l'intendant en » chef..... (t. III, p. 250). »

L'ouvrage de M. Vauchelle est le code de l'administration militaire ; il contient en corps de doctrine les traditions, les tendances et les principes de toute l'administration militaire. Il est remarquable par l'unité des vues et par la ferme élaboration d'un système d'idées qui a pour principe la délégation immédiate de l'autorité administrative du ministre au corps de l'intendance.

Nous rendons pleine justice au talent, à l'expérience consommée, à l'élévation habituelle de la pensée de l'auteur ; mais comment ne pas protester contre les doctrines qu'il soutient à l'égard du service, du rôle et de la position des officiers de santé ; doctrines, nous le reconnaissons, qui, rapportées en quelques lignes, ne sont que le résumé de la lettre et l'esprit des réglements qui depuis dix-sept ans régissent le service de santé ?

De ces principes professés et mis en pratique par l'Intendance militaire, des réglements et décisions qu'elle a suggérés, provoqués et mis en vigueur (voir le règlement du 1er avril 1831), résultent les faits suivants :

Les officiers de santé ne composent point, dans l'organisation générale de l'armée, un corps réellement distinct, une arme ayant sa constitution spéciale, fonctionnant sous l'autorité de ses chefs, assurant la bonne exécution du service par l'appréciation du mérite de chacun de ses membres, et les propositions à l'avancement et aux récompenses.

Le corps des officiers de santé n'est qu'un accessoire, un instrument dont l'administration fait usage ; il fait partie de ce personnel qui est mis à la disposition de l'Intendance pour l'exécution des services administratifs, avec lesquels on confond l'enseignement des sciences supérieures et l'exercice de la chirurgie et de la médecine. Au moyen de cette confusion, on soumet le corps des officiers de santé aux ordres des administrateurs, qui s'érigent en juges de ses services, de la valeur scientifique de ses membres, règlent ses institutions et décident de la destinée de chacun d'eux, de telle sorte que, si les officiers de santé forment un corps, celui-ci n'a que des membres, et sa tête est placée ailleurs.

Les officiers de santé ne constituent, d'après le langage du journal militaire officiel, qu'un cadre, l'un des cadres des agents d'exécution administrative, placés entre les agents des subsistances et les fournisseurs des différents services. On leur refuse des grades, quoiqu'ils soient compris dans la loi sur l'état des officiers, qui consiste précisément dans la possession du grade;

la lettre ministérielle du 26 septembre 1844, relative au refus des honneurs funèbres militaires, est très explicite à cet égard, et conséquemment à cette doctrine, les promotions dont ils sont l'objet ne stipulent que la collation d'un emploi.

La hiérarchie attribuée au corps des officiers de santé ne se rapporte qu'à l'exercice des différentes fonctions de la profession; elle n'a qu'une signification intrinsèque; elle ne comporte aucune assimilation avec les degrés de la hiérarchie militaire, et ne protége point d'une manière suffisante la dignité des positions supérieures ni l'intérêt général de la discipline; ou plutôt l'assimilation refusée aux officiers de santé pour les honneurs et préséances leur est tacitement infligée, à leur détriment, par la voie indirecte des prestations de solde, de route et de logement. Cette assimilation, si l'on excepte les cinq emplois d'inspecteurs pour 1,400 officiers de santé, les circonscrit entre le grade de sous-lieutenant et celui de chef de bataillon (sous-aide et principal). Oui, 1,400 officiers de l'armée, formant un corps qui fournit des noms à l'Arc de triomphe, des représentants nombreux à l'Institut, des professeurs aux facultés universitaires, ces hommes dont dont M. de Salvandy disait qu'ils sont les seuls, parmi les professions libérales, qui se rattachent par une triple série d'épreuves à trois facultés de l'Université (lettres, sciences, médecine), ces hommes-là, on les enferme dans un cercle étouffant; on exige d'eux la science, le courage, le dévouement, le travail du jour et de la nuit, une santé qui résiste à la contagion des maladies et aux fatigues de la guerre, et on leur accorde pour but suprême de leur ambition le grade de chef de bataillon, auquel 48 seulement sur 1,400 pourront atteindre, et ce grade, quand ils l'ont acquis, ne leur confère même point le privilége de l'assimilation ; enchaînés dans une sorte de domesticité administrative, des premiers professeurs ont à subir l'autorité d'un adjoint de deuxième classe de l'Intendance ; des membres du conseil de santé des armées ont à subir celle d'un sous-intendant dans la direction d'un jury de concours scientifique ; car, ainsi que l'a dit le savant auteur que nous nous sommes plu à citer, le personnel de santé est à la disposition de l'Intendance !...

Les officiers de santé, hommes de science et de désintéressement, ayant mission de prescrire et d'ordonner pour le bien des malades, investis d'un contrôle nécessaire sur l'exécution de leurs prescriptions alimentaires et hygiéniques, sont confondus avec les agents d'administration, qui sont responsables de cette exécution. Le savant qui a vieilli dans les amphithéâtres et sur les livres, le professeur qui illustre une école et répand du haut de sa chaire la parole de science, le praticien qui, sur les champs de bataille et dans le tumulte des épidémies, apparaît à côté du soldat comme un ange gardien, peuvent-ils être placés sur la même ligne que l'agent subalterne qui délivre au cuisinier de l'hôpital la viande, le lait, les légumes nécessaires, que l'agent qui manutentionne sous sa responsabilité les chemises, les draps de lit et le linge de pansement, que l'agent qui suppute, additionne les dépenses ? Quoi ! dans ce pays de lumières et de haute civilisation, vous n'avez point d'autre place à donner aux médecins de vos armées qu'à la droite des agents subalternes des hôpitaux, des vivres et du campement ! Doutez-vous du parallélisme ? En voici la preuve :

OFFICIERS DE SANTÉ.	AGENTS D'ADMINISTRATION, HÔPITAUX, VIVRES, ETC.
Sous-aide.	Adjudant de 1re classe.
Aide-major.	— 2e classe.
Major de 1re classe.	Officier-comptable de 1re classe.
— 2e classe.	— 2e classe.
Principal.	Principal.

Même solde, mêmes retraites, dénominations presque identiques, même classification (les agents d'exécution administrative) et presque le même uniforme.

A ce tableau d'assimilation bâtarde, opposons le parallèle des conditions d'origine et d'admission, des épreuves professionnelles et des résultats de ces deux carrières.

OFFICIERS DE SANTÉ.	AGENTS D'EXÉCUTION ADMINISTRATIVE.
	Admission.
Bachelier ès-lettres et ès-sciences.	Sous-officier.
5 examens et thèse devant les Facultés du royaume.	Examen peu sévère d'orthographe et d'arithmétique.
7 à 8 examens et concours spéciaux pour arriver au grade d'aide-major.	Quelques notions de gestion administrative.
	Exercice.
Enseignement de la médecine militaire.	Gestion de propreté, de surveillance matérielle, dépense d'aliments et de linge, manutention du matériel hospitalier.
Recrutement.	
Hygiène et pratique médicale de l'armée dans toutes les situations de paix ou de guerre; concours, de par la loi, à la fixation des droits aux retraites, réformes, invalides, etc.	
	Résultats.
Diminution des maladies contagieuses dans l'armée; accroissement de la vie moyenne; progrès et perfectionnement des sciences médicales.	Exécution pure et simple du service.

Les officiers de santé ne sont en possession d'aucune autorité réelle ; les chefs médicaux d'un hôpital ne peuvent punir directement un infirmier; ils ne peuvent infliger un jour d'arrêts à un élève sans en prévenir le sous-intendant, qui peut infirmer la punition.

Ils ne peuvent ordonner d'urgence le placement d'un infirmier auprès d'un malade gravement atteint; l'autorisation préalable du sous-intendant est exigée, etc.

Les officiers de santé du grade le plus élevé (si grade il y a) sont destitués de toute influence directe sur tout ce qui contribue à la vie de leurs corps, sur les présentations, sur l'avancement, sur les moyens de perfectionnement de leurs institutions. Dans les hôpitaux, c'est le sous-intendant qui dispose de leur avenir; dans les régiments, ce sont les chefs de corps; on peut lire dans les instructions pour les inspections administratives que les intendants inspecteurs ont mission et qualité pour apprécier le zèle, le mérite et les titres des officiers de santé; ils prononcent sur la capacité des médecins, sur le talent des professeurs.....

Les officiers de santé, investis dans l'intérieur des hôpitaux d'un contrôle qui pourrait devenir aussi utile aux malades qu'à l'État, sont annulés, intimidés dans l'exercice de cette attribution; c'est le sous-intendant qui surveille, dirige, contrôle; c'est lui qui statue sur leur avancement.

La division de la médecine militaire en trois branches professionnelles et hiérarchiques, l'institution d'une chefferie à trois têtes dans chaque hôpital, le concours obligé de trois officiers de santé en chef à toute proposition, des relations mal définies entre le personnel médical et les agents d'exécution, l'intervention incessante d'une autorité qui, résidant en dehors de l'hôpital, prétend tout diriger; le sort des officiers de santé livré à l'arbitraire d'un fonctionnaire qui cumule le contrôle des matières et deniers avec le commandement d'hommes spéciaux; telles sont les causes qui ont fait du service de santé des hôpitaux militaires, qu'on peut rendre simple, facile, efficace, le mécanisme le plus compliqué, le plus sujet aux frottements, le plus inégal dans son jeu, le tout au grand dommage des malades et au grand découragement des hommes dignes et capables qui s'efforcent d'y exercer le ministère sacré de leur art bienfaisant.

Dans les envahissements progressifs qu'elle a tentés avec succès, l'Intendance ne s'est même pas arrêtée à la limite de la compétence la plus absolue des officiers de santé : c'est ainsi qu'elle s'est ingérée dans la direction des concours scientifiques, comme si un inspecteur, membre du conseil de santé des armées, n'offrait au ministre assez de garanties pour régler les séances de ces épreuves et en assurer la régularité. Un sous-intendant ouvre et clot la session annuelle des examens; un sous-intendant approuve et signe la répartition des cours. Quelle est donc cette défiance dont on persiste à envelopper le corps médical ? Pourquoi cette inquiète tutelle qui s'attache au flanc de 1,400 officiers de l'armée, qui les poursuit et les régente dans toutes les phases de leur carrière ?

CHAPITRE III.

MORALITÉ ET LÉGALITÉ DE LA SITUATION ACTUELLE.

La moralité de la situation actuelle des officiers de santé n'exige plus aucun commentaire, après les détails dans lesquels nous sommes entrés.

Il n'y a aucune moralité à déconsidérer, à froisser, à décourager des hommes sur lesquels l'armée a besoin de compter en temps de paix comme en temps de guerre, et qui cumulent, avec les inconvénients et les chances de la vie militaire, les travaux de la science et la responsabilité d'un art difficile.

Il n'y a aucune moralité à confondre l'intelligence et la matière, les sciences médicales et la manutention des denrées des hôpitaux.

Il n'y a aucune moralité à compromettre l'intérêt sanitaire de l'armée par le maintien d'un système vicieux qui éloigne les capacités. Dans les armées, a dit l'intendant militaire Ballyet, *le mépris de l'administration n'est autre que le mépris des hommes*. Cet axiome, vrai dans sa généralité, l'est surtout par rapport au service de santé. Or, qu'on nous le dise, dans les doctrines administratives et dans les dispositions réglementaires que nous avons rapportées, a-t-on pris soin de la considération des officiers de santé? Et si vous prétendez absolument les ranger sous le joug de l'administration, ne violez point à leur égard les maximes que vous professez vous-mêmes dans l'intérêt de l'administration dont vous êtes les chefs!

Il n'y a aucune moralité à livrer les droits et la destinée d'un corps savant, d'un corps spécial, à l'arbitre d'un état-major d'administrateurs incompétents.

Le vice moral de ce système bâtard a encore un autre désavantage que nous n'hésitons pas à signaler : le corps des officiers de santé a ses complaisants qui tendent à une réputation factice, qui aspirent à s'assurer, à force de souplesse et d'humilité, le bénéfice d'une présentation à l'avancement. Sous l'influence de cette situation démoralisatrice, on voit quelquefois l'esprit des études sérieuses et de ferme devoir faire place aux habitudes d'obséquiosité et de condescendance, aux prétentions exagérées, et le charlatanisme lui-même, si hostile au bon service et aux progrès de la science, finirait par s'insinuer dans la médecine militaire, si elle n'était soustraite à l'incompétente suprématie de l'Intendance.

La légalité de la position faite aux officiers de santé de l'armée est plus que douteuse. Deux erreurs, deux sophismes, servent de fondement à la doctrine au moyen de laquelle l'Intendance militaire s'efforce de retenir sous sa main, à sa disposition, le personnel médical de l'armée : 1° la substitution des intendants au ministre, par délégation directe de celui-ci, à l'effet de faire soigner le soldat malade et de le préserver des causes de maladies ; 2° la relégation des officiers de santé militaires parmi les agents d'exécution administrative. Il importe de mettre à nu le vice de cette doctrine qui n'est écrite dans aucune loi, dans aucun décret, et qui tend non seulement à dénaturer le corps médical de l'armée, mais encore à dériver sur l'Intendance l'une des plus précieuses attributions du commandement, celle qui consiste à assurer, dans toutes les positions, le bien-être des soldats.

1° En principe, l'Etat contracte envers les familles,

envers les citoyens qu'il appelle sous le drapeau, le devoir de leur procurer les soins qu'exige leur santé et l'hygiène collective des armées. Le ministre de la guerre, qui a charge, sous sa responsabilité, d'acquitter envers l'armée cette dette de l'Etat, aurait-il délégué l'accomplissement de ce devoir aux seuls membres de l'Intendance ? Dans ce cas, les chefs directs de l'armée se verraient dépouillés d'une prérogative qui est la base de leur autorité morale, celle qui consiste à faire sentir au soldat, quelle que soit sa position, le bienfait de leur sollicitude. Si dans les hôpitaux, dans les infirmeries, dans les ambulances, le ministre n'a d'autres représentants que les membres de l'Intendance ; si celle-ci peut revendiquer pour elle le devoir de faire préserver et soigner le malade ; si l'on établit cette opinion, que les généraux et chefs de corps n'ont ni la mission de pourvoir au bien du soldat malade, ni la responsabilité des soins qu'il reçoit, un corps d'administrateurs enlèvera aux chefs directs de l'armée le privilége de s'occuper du soldat dans toutes les positions, et jusqu'à la faculté de provoquer, de mériter sa reconnaissance. Au commandement donc le respect forcé de la subordination, les seuls témoignages que peut suggérer l'intimidation disciplinaire ; aux administrateurs, l'affection et la reconnaissance qu'inspirent les bienfaits, les soins prodigués aux malades et aux blessés ! Aux chefs du commandement, le ministre n'aurait délégué que les sévérités de sa mission ; aux intendants, que la portion douce et charitable de ses attributions ! Non, il n'en peut être ainsi, et c'est gratuitement, sans motif légal, que l'Intendance se fait une part si belle dans les délégations ministérielles.

En principe, le soldat est sous la main du commandement, qu'il soit en santé ou malade; le commandement revendique pour lui ses prestations réglementaires; l'Intendance n'avise qu'aux moyens d'exécution matérielle, et répond au ministre de l'emploi des deniers alloués à cette fin.

En principe, le ministre délègue la mission spéciale de traiter le soldat malade et de préserver le soldat en santé à des fonctionnaires spéciaux et ayant qualité légale pour cela. Ces fonctionnaires, qui sont les officiers de santé militaires, sont en rapport immédiat avec le soldat et par suite avec ceux qui le commandent : entre le commandement et les officiers de santé point n'est besoin d'un intermédiaire. Les devoirs et attributions des officiers de santé étant définis par la nature même de leur intervention, les frottements et froissements ne pourraient survenir que par l'interposition d'une tierce autorité, et c'est ce qui résulte de la position qu'a prise l'Intendance, et c'est ce qui ne se reproduit ni en Belgique, où le personnel de santé militaire est organisé comme l'arme du génie, ni dans la marine française, où il est en relation directe avec le commandement naval. Les prescriptions des officiers de santé et les nécessités de leur service entraînent l'usage d'un matériel, l'achat de certaines denrées, en un mot, un chapitre spécial de dépenses : c'est ici qu'est marquée la place de l'Intendance pour le contrôle de ce matériel, comme pour celui du personnel, pour l'ordonnancement des dépenses et la vérification des comptes; si son action s'étend au-delà de ces limites, l'usurpation commence, et il y a péril, non seulement pour la dignité du corps spécial des officiers de santé, que l'armée a besoin de respecter, mais encore pour le bien du service toujours compromis par l'envahissement d'une autorité incompétente. Voilà les saines règles de la matière que nous traitons, et l'on verra, par l'analyse sommaire de la jurisprudence qui la régit, que ces règles n'ont jamais été méconnues dans les lois et décrets.

Ancienne monarchie, 1718. L'ordonnance royale du 20 décembre, portant règlement du service des hôpitaux militaires, n'attribue nulle autorité supérieure aux commissaires des guerres.

1772. Ordonnance royale du 4 août. Art. 11. « Ordonne, Sa Majesté, que l'administration des hôpitaux militaires du royaume, et spécialement de ceux qui seront établis pendant la guerre, soit *dirigée*, en ce qui concerne la médecine, la chirurgie et la pharmacie, par un médecin-inspecteur-général, par cinq médecins-inspecteurs et par deux chirurgiens-inspecteurs, lesquels formeront une commission toujours existante pour l'administration des hôpitaux militaires *sous les ordres du secrétaire d'État ayant le département de la guerre.* »

1777. Ordonnance royale du 26 février. Elle maintient le médecin-inspecteur-général, mentionne des médecins-inspecteurs provinciaux.

1780. Code d'administration des hôpitaux militaires du 1er janvier. Cette ordonnance traite d'un conseil d'administration ayant pour chef le ministre de la guerre, et composé d'un commissaire ordonnateur, intendant des armées, et de deux inspecteurs-généraux; elle restreint la mission de cet intendant à la police particulière et à la comptabilité, et ne lui accorde droit de notes que sur les commissaires, contrôleurs et directeurs des hôpitaux. Le médecin-inspecteur-général n'avait de compte à rendre qu'au ministre, dont il recevait les ordres directs; tout le personnel de santé dans l'intérieur et aux armées était à ses ordres : les contrôleurs, les entrepreneurs et les aumôniers eux-mêmes étaient tenus de lui rendre compte toutes les fois qu'ils en étaient par lui requis (sect. III).

1788. Un réglement royal du 18 mai crée un directoire des hôpitaux, composé de deux médecins, d'un commissaire des guerres et de deux généraux, membres du conseil de la guerre; ce directoire prononçait sur les propositions du conseil de santé, rapportées par l'un des deux médecins qui remplissaient les fonctions de rapporteur au conseil, et servait ainsi de lien à ces deux assemblées; le commissaire des guerres tenait, sous les ordres des généraux, la correspondance administrative, et était chargé, sous la révision du directoire, *de la vérification et examen des comptes et du matériel.*

République, 1793. Décret de la Convention du 17 mai, autorisant le ministre de la guerre à nommer les candidats présentés par le conseil de santé et à leur donner l'ordre de se rendre aux postes pour lesquels ils étaient proposés.

— Décrets du 23 mars et du 3 septembre. Les officiers de santé sont militaires et doivent être traités comme tels.

— Décret du 7 août, titre I, § 3. La surveillance générale du service, relative aux malades ou à l'exercice de toutes les parties de l'art de guérir appartiendra au conseil de santé central établi près du ministre, *avec lequel il travaillera* à des époques déterminées par le réglement.

Titre VII, § 1. Le conseil central de santé aura *la*

direction et la surveillance de tout ce qui est relatif à la santé des troupes et à l'art de guérir dans les hôpitaux militaires.

Même titre, § 2. *Les chefs de santé* de chaque armée formeront un conseil de santé qui correspondra directement avec le conseil central; ils lui indiqueront, dans les cas de vacances de places dans le service de santé des armées, les officiers de santé qui auront le plus de service dans tous les grades subordonnés, et ceux qui auront donné les preuves du talent le plus décidé et du zèle le plus actif.

Titre IV, § 1. Il consacre, pour les rations, fourrages, logements et autres accessoires, l'assimilation des officiers de santé avec les grades de l'armée, d'après les bases suivantes :

Membre du conseil, officier de santé en chef d'armée.	Général de brigade.
Officier de santé de 1re classe.	Chef de brigade (colonel).
— — de 2e —	Capitaine.
— — de 3e —	Lieutenant.

1794. Loi du 3 ventôse, an II. Elle remplace le conseil de santé par une commission de santé (section III, § 2), à laquelle est maintenue *la surveillance générale du service relatif aux malades*, *le droit de présentation* et *le travail direct* avec le conseil exécutif (sect. IV, art. 1er); la police des officiers de santé appartient à leurs chefs respectifs, les officiers de santé en chef (titre III, section I, art. 1, § 3); enfin cette loi institue le grade d'officier de santé en chef d'armée, grade reconnu dans la loi du 11 avril 1831, sur les retraites, et qui a été supprimé depuis cette époque par une simple décision.

1795. Loi du 12 pluviôse, an III. Elle rétablit le conseil de santé et lui confie *le travail direct* avec le comité de salut public pour tout ce qui concerne la nomination et la surveillance des officiers de santé ; elle ajoute que le conseil correspond avec la commission des secours publics pour tout ce qui est relatif au matériel et à l'administration du service des hôpitaux des armées.

Empire. 1811-12. Il n'existe de cette époque qu'un seul décret, ayant force de loi, relativement aux officiers de santé. Il date du 30 novembre 1811, et n'a été notifié que le 31 janvier 1812 par une circulaire du ministre-directeur du matériel, comte de Cessac. Ce décret a porté un coup funeste au corps médical ; déjà un réglement émis le 30 floréal an IV, signé par l'ordonnateur Petiet, avait rendu aux commissaires ordonnateurs une action directe sur les officiers de santé ; mais il n'avait point force contre les lois antérieures, et, bien que mis en exécution, il restait virtuellement infirme contre les décrets et lois, ainsi que la circulaire du 16 floréal an XII, qui interpose les ordonnateurs entre le commandement et les officiers de santé en chef des armées ou des hôpitaux. Le décret de 1811 détermine l'échelle des punitions qui peuvent être infligées aux officiers de santé par les intendants généraux, ordonnateurs et commissaires des guerres ; on comprend l'intention qui a fait insérer dans une loi ce détail de punitions de police et de discipline ; néanmoins ce décret, le dernier des actes législatifs qui aient été rendus jusqu'à nos jours sur le personnel de santé, respecte, pour tout ce qui concerne l'art de guérir, la hiérarchie propre des officiers de santé ; il ne les soumet à la police des ordonnateurs et commissaires des guerres que pour ce qui concerne l'administration et l'exécution des réglements ; l'article 4 stipule formellement que les simples commissaires des guerres n'ont point le droit de punir l'officier de santé en chef.

Depuis 1811 jusqu'à ce jour, nulle autre loi n'est intervenue, si ce n'est celle des retraites et la loi sur l'état des officiers du 19 mai 1834. Les ordonnances et décisions de la Restauration, comme celles qui sont postérieures à 1830, n'ont pu réagir contre un décret qui a force de loi : l'administration de la guerre ne saurait se faire illusion sur la fragilité des réglements qui servent aujourd'hui de base au service de santé ; il importe qu'une loi nouvelle restitue aux positions respectives le caractère et la force morale qu'elles n'ont plus.

En attendant, les documents que nous avons mentionnés établissent :

Qu'à différentes époques, le service de santé a été constitué en dehors de l'Intendance ou des corps d'administrateurs dont elle est l'héritière.

Qu'à différentes époques, le conseil de santé a travaillé directement avec le ministre ou le pouvoir exécutif, et a eu l'initiative des propositions pour l'avancement, etc.

Que non seulement les attributions du conseil de santé ont eu cette valeur, mais qu'à plusieurs reprises elles ont été étendues jusque sur le matériel et l'organisation du service de santé.

Que le décret du 30 novembre 1811 est le seul acte législatif qui attribue aux prédécesseurs de l'Intendance actuelle une police de contrôle administratif, mais nullement une action de commandement et de direction du personnel médical.

Qu'il n'existe aucune loi qui délègue à l'Intendance *le devoir de faire soigner le soldat malade*, et l'interpose, pour cet objet, entre le soldat et le commandement.

2° La relégation des officiers de santé dans les cadres des agents d'exécution est le deuxième artifice à l'aide duquel on s'efforce de priver ce corps d'une existence propre.

Les officiers de santé sont-ils des agents d'exécution des services administratifs?

Sur cette question nous serons court; la solution est une affaire de sens et de loyauté: nous sommes convaincu que l'Intendance elle-même ne se fait aucune illusion sur la valeur de cette assimilation. Il ne suffit pas, en effet, d'établir sur le papier des divisions et des catégories, de dire: « Il y a une haute et basse administration; celle-ci comprend la gestion ou l'exécution; les officiers de santé sont des agents d'exécution...... » Il faut que les catégories, les classifications correspondent à la nature des hommes et des choses.

Or, l'anatomie, la physiologie, la médecine et la chirurgie, la chimie, la botanique, l'histoire naturelle, sont-elles des branches de l'administration haute ou basse?

L'enseignement public de ces connaissances, leur perfectionnement par la voie de l'expérience et des découvertes, l'application des lois de l'hygiène et des règles de l'art médico-chirurgical sur les champs de bataille et dans les garnisons, sont-ce là des choses et des actes parallèles, identiques à l'achat des vivres et des fourrages, à la distribution des rations, et constituent-ils l'une des branches que vous réunissez fraternellement en faisceau sous le nom de basse administration qui est, sinon imprimé, au moins très sensiblement sous-entendu ?

Non, vous avez beau faire, l'armée ne confondra jamais ses médecins avec les agents subalternes de l'administration ; elle ne refuse pas à ceux-ci l'estime qu'ils peuvent mériter, mais elle est fière du talent, de l'héroïsme que le corps médical lui a constamment offerts ; permis à l'administration de poursuivre des idées d'unité administrative, et d'essayer de fondre médecins et agents de gestions diverses en une masse sans nom ni valeur officielle ; mais à l'armée de venger la médecine militaire des atteintes incessamment renouvelées contre sa dignité et son indépendance professionnelle qui sont les meilleures garanties du soldat malade ou blessé.

On nous objecte ceci : les officiers de santé exécutent un service qui se rattache à l'administration ; ce qu'ils exécutent, ils l'ont appris, conçu, expérimenté en dehors de votre sphère et en dehors de votre compétence ; ils sont au lit des malades ou sur le champ de bataille, agents d'exécution à peu près comme l'officier du génie qui construit une fortification temporaire, comme l'officier d'artillerie qui élève une batterie ; leur service touche à l'administration comme celui de ces deux armes spéciales qui ont besoin toutes deux d'un matériel considérable ; ce que vous faites auprès de ces deux armes, il est juste que vous le fassiez auprès du corps médical : à vous le contrôle des hommes et des choses, la vérification des dépenses et la surveillance, quant à l'exécution des règlements ; mais vous n'avez pas plus qualité pour commander et manier ce personnel qu'à l'égard de l'artillerie et du génie.

Deux décrets de la Convention ont déclaré que les officiers de santé sont militaires : pourquoi donc les rattacher au matériel et non au personnel de l'armée?

Ils sont si peu susceptibles d'être confondus avec vos agents de gestion administrative que force vous a été de les inscrire, sous la dictée des Chambres législatives, dans la loi sur l'état des officiers, et de leur conférer, sous la pression de l'opinion publique et du vœu de l'armée, d'abord le droit au salut militaire sous les armes (*Circulaire du* 20 *juillet* 1831), et maintenant les honneurs funèbres, double distinction qui n'appartient à aucun de vos agents !

Prenons enfin les attributions de l'Intendance, telles qu'elles sont définies, et voyons si le commandement du personnel médical et la direction immédiate du service de santé en font partie. Pour éviter toute objection, nous emprunterons la définition de ces attributions à M. l'intendant Vauchelle lui-même : « Les » fonctionnaires de l'Intendance ont pour attributions » de voir, de faire ou de faire faire, *en matière d'ad-* » *ministration*, tout ce que le ministre ne peut ou ne » veut voir, faire ou faire faire lui-même ; ils exercent » en conséquence des fonctions qui découlent de la » police administrative sur tous les individus et sur » toutes les choses qui sont l'objet *d'une dépense* ou » *d'une consommation* permanente ou accidentelle au » compte du département de la guerre ; » — et pour qu'il ne reste aucune équivoque, empruntons à ce même administrateur si éminent la définition du mot un peu vague de *police administrative*.

« On entend par police administrative le droit et le » devoir :

» 1° De constater l'existence des hommes et des

» choses, et de faire à cet effet toutes revues et vérifi-
» cations et autres investigations utiles;

» 2° De déterminer et régler les droits que cette exis-
» tence donne à des prestations et allocations quelcon-
» ques, et d'en procurer le payement ou la distribu-
» tion;

» 3° De surveiller la gestion des conseils d'adminis-
» tration et celle des agents comptables des différents
» services ou établissements;

» 4° De contrôler toutes les dépenses et consomma-
» tions, et d'en vérifier et arrêter les comptes. » (*Cours d'administration*, t. I, p. 344 et 345).

Voilà la police administrative telle que les fonctionnaires de l'Intendance ont le droit et le devoir de l'exercer. Eh bien! c'est sous ce même nom de police administrative qu'ils se sont attribué le commandement d'un personnel de 1,400 officiers de santé; ils prononcent sur l'hygiène des hôpitaux et sur les améliorations qu'exige le service sanitaire; ils surveillent les examens et concours scientifiques, etc., etc.

Nous admettons à l'égard des officiers de santé militaires, l'exercice rigoureux de toutes les attributions qui entrent dans la police administrative, d'après la définition qui précède; mais nous le répéterons jusqu'à satiété, les sciences médicales, l'art médical, le personnel médical, ne sont point *matière d'administration*; c'est un service spécial, une carrière spéciale, un corps spécial, ou, comme on dit par analogie, une arme distincte, ayant comme le génie et l'artillerie des relations multiples avec le contrôle et la gestion administratifs, donnant lieu par son exercice à des dépenses et à des consommations passibles du contrôle, sujet comme tous les individus de l'armée aux revues du contrôle, mais fonctionnant dans un ordre d'idées et de faits qui sont absolument étrangers à l'Intendance et ne relevant d'elle ni pour la compétence des moyens ni pour la responsabilité des résultats qui portent directement sur l'armée.

CHAPITRE IV.

NÉCESSITÉ DE CONSTITUER LE CORPS DES OFFICIERS DE SANTÉ DANS L'ARMÉE ET POUR L'ARMÉE.

Pour faciliter le recrutement des officiers de santé;

Pour attirer dans leurs rangs les hommes de capacité et d'avenir;

Pour les fixer dans cette carrière et pour assurer au soldat malade le bienfait de leur assistance partout et toujours;

Pour améliorer le service sanitaire de l'armée et pour rendre la mission des médecins militaires aussi utile et aussi efficace qu'elle peut l'être;

Pour exciter et entretenir dans ce corps une émulation qui tourne au profit du service et au bien de l'état:

Il n'est qu'un moyen sûr, c'est de constituer ce corps dans l'armée et pour l'armée.

Une carrière d'humiliation et de médiocrité; une carrière où l'existence officielle est sans cesse disputée, et qui aboutit pour l'immense majorité des serviteurs à un emploi de capitaine, moins les honneurs et préséances de ce grade; une carrière qui place ses adeptes sous la dépendance absolue de chefs incompétents, cette carrière-là, dépourvue de prestige, d'aisance et de sécurité, ne peut satisfaire, par la qualité et par les dispositions morales de son personnel, aux conditions fondamentales du service de santé de l'armée.

C'est donc l'intérêt de l'armée qui prescrit impérieusement la réorganisation du personnel des officiers de santé et sa constitution en un corps distinct, analogue à ceux de l'état-major, de l'artillerie et du génie ; cette mesure est d'ailleurs une conséquence de ses attributions dans l'armée, de la spécialité de ses études et de ses fonctions. L'officier de santé ne remplit aucune fonction administrative proprement dite ; il ne communique avec l'administration que pour lui demander, dans les limites des règlements, les objets nécessaires au traitement et au bien-être des malades. Appelé à prononcer sur les qualités des fournitures de tous genres mises en service, il certifie leur consommation par des visa apposés aux pièces de la comptabilité. Quant à sa comptabilité propre, celle de la pharmacie, elle est tellement spéciale, tellement scientifique, qu'elle échappe au contrôle administratif ordinaire, et qu'elle est vérifiée, au ministère de la guerre, par un officier de santé expressément désigné pour cette fonction.

On voit que, même au point de vue de ses attributions qui s'éloignent le plus de l'exercice médical, le corps des officiers de santé n'exerce point de fonctions ressortissant à l'administration ; il est donc entièrement distinct de celle-ci, et il a besoin, pour le bien du service, d'une action propre, entourée de garanties sans lesquelles les appréciations peuvent être contrariées ou rendues illusoires.

Approprier à l'armée le corps des officiers de santé, les rattacher à la direction du personnel, conférer au conseil de santé des attributions analogues à celles des comités d'armes, lui confier la centralisation de tout ce qui est relatif à la santé des troupes et au service médical des hôpitaux, établir au siége des divisions militaires et sous les ordres immédiats des officiers-généraux qui les commandent, des inspecteurs divisionnaires chargés de la centralisation du service sanitaire des troupes et des hôpitaux de la division, tel est le mécanisme simple et naturel qui permet de constituer le corps des officiers de santé sur des bases convenables et de lui assurer une vie propre, une activité fructueuse pour l'armée. Pour tout ce qui concerne le matériel des hôpitaux et du service sanitaire des troupes, les inspecteurs divisionnaires auraient à se concerter avec les fonctionnaires de l'Intendance. L'autorité militaire exercerait sur les officiers de santé toute son action sous le rapport de la discipline générale ; l'autorité administrative conserverait celle de son légitime contrôle, de sa police nécessaire ; mais en ce qui concerne leur service, les officiers de santé ne seraient soumis qu'aux chefs de leur propre corps, suivant l'ordre hiérarchique des grades.

Nous nous bornons à ces indications générales ; le principe une fois admis, il sera d'autant plus facile d'en réglementer les applications qu'elles ne rencontreront plus les difficultés qui naissent des empiétements et des conflits d'attributions spéciales.

Une commission composée d'officiers-généraux, de fonctionnaires de l'intendance, de membres du conseil de santé et de divers officiers de santé pris dans les écoles et les hôpitaux, ne pourrait manquer d'élaborer, d'après ces principes, une saine et vigoureuse constitution du corps médical de l'armée.

Quelles objections fera-t-on à cette réforme?

L'attente d'une loi nouvelle sur l'exercice de la médecine en France? Mais quels que soient l'économie et les détails de cette loi difficile, rien n'empêche de procéder dès aujourd'hui à la constitution des officiers de santé de l'armée, sauf à renvoyer à une époque ultérieure la stipulation légale des conditions d'admission, de scholarité et d'exercice. La loi projetée ne touchera qu'au côté scientifique; ici il sagit du côté militaire de la situation des officiers de santé.

La crainte de l'innovation? Mais sous l'ancienne monarchie, le premier chirurgien du roi; sous la République, le conseil de santé, la commission de santé; sous l'Empire, l'inspection générale; sous la Restauration, le conseil de santé rétabli, ont eu le droit de présentations directes à l'avancement et aux emplois les plus élevés comme les plus modestes. On a vu qu'à diverses époques le corps médical de l'armée s'est régi lui-même, et que ses chefs ont joui de prérogatives fort étendues.

Ce corps n'est point déchu, malgré les désertions qui l'affligent, et l'argument tiré de son infériorité manquerait de justice. Il n'est point inférieur au corps des officiers de santé de la marine, qui se régit lui-même, qui n'obéit qu'à sa propre hiérarchie, et se rattache par ses sommités à l'action directe du commandement de la flotte.

Invoquera-t-on contre nos vues l'esprit d'insubordination et de luttes intestines? Cette accusation part d'hommes intéressés à l'accréditer. Les chefs de corps n'admettent point de semblables plaintes sur le compte des officiers de santé des troupes; ceux des hôpitaux ne fléchissent-ils point en silence sous l'action disciplinaire des sous-intendants et adjoints? Est-ce là de l'insubordination? Dans tous les cas, si elle existe, elle démontre le vice de la situation; si elle n'existe point, pourquoi l'invoquer comme un épouvantail pour faire écarter le principe de la rotation du corps médical sur lui-même?

Enfin il y a des administrateurs qui font valoir, pour le maintien du *statu quo*, les compensations que l'officier de santé tire ou peut tirer de l'exercice de sa profession en dehors de l'armée : nous ne craignons pas de repousser cet argument; on ne peut servir à la fois l'armée et la société civile; les officiers de santé militaires qui dirigent leurs vues et leurs efforts vers la clientèle, et se préoccupent du lucre, ont un zèle moins sincère ou moins efficace pour les intérêts de l'armée; examinez bien leurs services, et vous verrez qu'une portion de leurs obligations est sacrifiée. En principe, l'officier de santé militaire se doit tout entier à l'armée, qui lui doit en retour une rémunération morale et matérielle, proportionnée à l'importance des travaux, à la nature des services, à l'étendue du dévouement et de la capacité qu'ils supposent.

Etant admise la nécessité de la constitution militaire du corps des officiers de santé, il reste à déterminer sa hiérarchie. Cette détermination comprend le nombre et la proportion des grades; ces grades eux-mêmes n'existent qu'au prix d'une assimilation.

1° La série des grades doit être parallèle à celle des autres corps de l'armée; cette assimilation doit être explicite, effective, et déterminer dans toutes les positions le droit aux prestations, honneurs et préséances. Que dire des restrictions à l'aide desquelles on s'étudie depuis longues années à dépouiller le conseil de santé du rang d'officier général, qu'il tient d'une loi

(7 août 1793), et qui est conforme à l'avis émis en octobre 1835 par le comité de l'infanterie et de la cavalerie, où figuraient deux intendants militaires, MM. Denniée et De la Neuville, et sous la présidence du lieutenant-général Schramm? Les membres du conseil de santé ont le chapeau à plumes, mais bordé d'un galon d'officier de dragons. Ils recevaient, avant 1836, une solde fixe de 10,000 francs par an, avec le logement à l'hôtel des Invalides; on les a privés de ce dernier avantage sans le remplacer par une indemnité, et en décomposant la solde primitive de 10,000 francs en 8,500 d'émoluments fixes et 1,500 francs de logement, on leur a donné un coup d'épaule de plus pour les expulser du cadre des officiers généraux par assimilation, et c'est ainsi que, par des efforts de sourde et petite stratégie, l'on s'efforce d'abaisser les grades les plus élevés du corps médical.

L'assimilation est réclamée par tous les officiers de santé; sans elle, tout est incertain, tout est contestable et contesté. Aux armées, l'absence d'assimilation a pour eux, comme pour les malades, les conséquences les plus fâcheuses; privés des ressources de la hiérarchie militaire, forcés d'aller querir eux-mêmes leurs rations et de soigner leurs chevaux s'ils ne sont pas assez riches pour avoir des serviteurs, épuisés par tant de causes de fatigue, aigris par les contrariétés morales, ballottés entre l'Intendance et le Commandement, souvent entravés par ceux qui devraient les seconder, ne méritent-ils point l'admiration et la sympathie que l'Empereur, devenu plus juste à leur égard, leur adressait du rocher de Sainte-Hélène, eux qui trouvent encore, malgré tant d'obstacles, le moyen de faire briller leur dévouement et leur courage intelligent? Qu'on nous permette de rapporter ici les propres expressions de la délibération du comité que nous venons de citer; elle est du 8 octobre 1835 :

« C'est l'opinion publique qui doit servir de régu- » lateur pour ces sortes d'assimilations; c'est la consi- » dération dont elle entoure les fonctions qui doit ré- » gler la mesure de celle que l'armée doit leur accorder. » C'est ainsi, c'est seulement ainsi qu'on aura fondé » un état de choses rationnel et durable, et qu'on aura » mis en harmonie les positions militaires avec les po- » sitions sociales, résultat important et bien digne » d'exciter la sollicitude de l'autorité. »

L'assimilation fera cesser l'incertitude qui entoure la position des officiers de santé dans le service des troupes; détachés individuellement dans tous les corps de l'armée, associés à la destinée du soldat et partageant toutes les vicissitudes de sa vie, mêlés aux réunions d'officiers de toutes armes, ils ont besoin d'une situation nettement définie, qui les dispense de controverse et de réclamations, qui leur assure la liberté d'esprit et la régularité des relations. Les officiers de l'armée eux-mêmes partagent le désir de cette détermination officielle, qui doit les éclairer à leur tour sur leurs droits comme sur leurs devoirs envers les médecins militaires.

L'assimilation est la conséquence nécessaire de la loi du 19 mai 1834; cette loi établit que le grade constitue l'état de l'officier. Quel est donc l'état légal des officiers de santé, s'ils ne sont en possession d'un grade effectif, analogue à ceux de la hiérarchie des militaires combattants?

Après tout, dirons-nous avec M. l'intendant Vauchelle (t. I, p. 24), « les assimilations ne sont que le

» moyen donné de mesurer le degré de considération » extérieure, dû, selon les formes militaires, à des » fonctionnaires militaires qui vivent, pendant la paix » comme pendant la guerre, avec l'armée. » Nous les considérons comme justes à l'égard de l'Intendance ; le sont-elles moins lorsqu'il s'agit d'officiers qui se vouent incessamment à la tâche importante et difficile de pourvoir à la conservation de la santé du soldat, au soulagement de ses maux, au traitement de ses maladies et de ses blessures, en partageant constamment ses privations, ses souffrances et ses périls.

L'assimilation des médecins militaires de Belgique avec les grades de l'armée, depuis celui de sous-lieutenant jusqu'au grade de maréchal-de-camp (général-major) inclusivement, a été consacrée par une loi du 10 mars 1847. Un système d'assimilation analogue a été adopté en Angleterre. En Russie, l'échelon supérieur de la hiérarchie médicale de l'armée correspond au grade de lieutenant-général ; et, sans chercher des exemples au-dehors, voici les assimilations de la médecine navale en France telles qu'elles ont été consacrées par l'ordonnance royale constitutive du 17 juillet 1835.

1° L'inspecteur général du service de santé de la marine prend rang avec les contre-amiraux.

2° Les premiers médecins, premiers chirurgiens et premiers pharmaciens en chef avec les capitaines de vaisseau.

3° Les deuxièmes médecins, deuxièmes chirurgiens et deuxièmes pharmaciens en chef avec les capitaines de frégate.

4° Les professeurs avec les capitaines de corvette.

5° Les chirurgiens et pharmaciens de première classe avec les lieutenants de vaisseau.

6° Les chirurgiens et pharmaciens de deuxième classe avec les enseignes.

7° Les chirurgiens et pharmaciens de troisième classe avec les élèves de marine de première classe.

L'armée de terre a un pressant intérêt à faire pour ses médecins ce que l'armée navale a fait pour les siens ; les titres de la médecine de l'armée de terre sont plus anciens, plus nombreux, plus éclatants ; la hiérarchie effective qu'elle sollicite et qu'il est de toute justice de lui accorder, est d'avance tracée par celle des officiers de santé de la marine, et s'applique exactement sur l'échelle suivante :

Inspecteur général du service de santé des armées.	Maréchal-de-camp.
Inspecteur divisionnaire.	Colonel.
Principal.	Lieuten.-colonel.
Major de 1re classe.	Chef-de-bataillon.
— de 2e classe.	Capitaine.
Aide-major.	Lieutenant.
Sous-aide.	Sous-lieutenant.

La limite supérieure de cette assimilation ne peut être raisonnablement contestée ; le comité de l'infanterie et de la cavalerie, consulté en 1835, a admis le principe de cette assimilation des membres du conseil de santé, et a résolu la question en ce sens. Nous revendiquons pour eux le titre d'inspecteurs généraux, dénomination qui a appartenu au grade le plus élevé de la médecine militaire, et sous l'ancienne monarchie, et sous la République, et sous l'Empire, dénomination qui n'a été supprimée que dans une intention d'abaissement. Ce même titre exprime d'ailleurs très exactement l'étendue et les attributions des membres du conseil dans la zone d'inspection annuelle, embrasse plusieurs divisions militaires, et dont l'action spéciale s'exerce sur la totalité du personnel médical, et sur l'ensemble du service de santé. Les inspecteurs divisionnaires ont eu leurs analogues sous l'ancienne monarchie dans les inspecteurs provinciaux ; ce nouveau degré de la hiérarchie, intermédiaire entre l'inspection générale et le principalat, est un rouage de centralisation essentielle dans le système de la rotation du corps médical sur sa hiérarchie propre.

2° L'assimilation des grades à ceux de l'armée répond à une loi de justice, à l'intérêt de l'armée, aux besoins moraux du corps médical ; du nombre proportionnel de ces grades dépend l'émulation des officiers de santé, et la possibilité de satisfaire aux exigences impérieuses de la vie matérielle. Les armes avec lesquelles le corps médical a le plus d'affinité, sont l'état-major, l'artillerie et le génie. Comme ces corps, et plus qu'eux il a besoin d'études pénibles, prolongées et spéciales ; comme eux, il exerce des fonctions multiples ; comme eux, tantôt il est réuni en phalanges plus ou moins considérables sous la direction de ses chefs, tantôt divisé et prêté pour ainsi dire individuellement à des chefs étrangers ; comme eux, il a ses emplois mobiles, actifs, et des emplois fixes dans des établissements permanents ; enfin, comme l'artillerie et le génie, il dispose et fait usage d'un matériel plus ou moins considérable affecté à son service. Eh bien ! que l'on juge de la différence des avantages assignés à ces quatre carrières, d'après les tableaux suivants dont nous empruntons les éléments à l'*Annuaire militaire de* 1847.

	Artillerie.	Génie.	Corps d'état-maj.	Officiers de santé.		
Officiers-généraux	22	13	»	(inspecteurs)	5	53
Officiers-supérieurs	249	174	160	(principaux)	48	
Capitaines	664	337	300	(maj. et ordin.)	351	1,324
Lieutenants	422	103	71	(aid.-maj. et adj.)	513	
Sous-lieutenants	129	37	»	(sous-aides)	460	

En vérité, il faut avoir sous les yeux ces données officielles pour croire à leur réalité ; encore le chiffre de 1,324 officiers de santé subalternes auxquels on offre en perspective 53 emplois supérieurs, est-il dépassé par les nominations faites jusqu'à ce jour ! Et voilà le sort fait aux officiers de santé ; voilà le stimulant que l'on applique à son émulation ; voilà le système de rémunération à l'aide duquel on se propose d'assurer le service médical de l'armée.

Les chiffres qui précèdent nous dispensent de tout commentaire, et servent de conclusion tant aux réflexions que nous a suggérées la situation actuelle, qu'aux vues que nous émettons sur les moyens d'y remédier.

Nous n'avons aucune fixation proportionnelle de grades à proposer en remplacement des limites actuelles ; quand l'équitable sollicitude du ministre se portera sur cette question, elle pourra être résolue avec maturité. Ce que nous savons très positivement, c'est que le corps des officiers de santé ne réclame point l'égalité des avantages avec les corps spéciaux dont il se rapproche sous tant de rapports ; ses prétentions sont exemptes d'exagération ; la modestie est l'un de ses attributs ; mais la modestie doit-elle être, au point de vue moral, l'absence de considération légitime ; au point de vue matériel, une pénurie qui ne permette point de pourvoir à l'avenir de la famille ?

Plus il est aisé de prodiguer sur le papier les vues d'organisation, plus il nous plaît de nous abstenir de ces imaginaires anticipations sur le pouvoir organique de l'administration centrale. Notre mission, telle que nous la rêvons depuis bien des années, telle que notre conscience nous l'inspire, telle que notre expérience nous la conseille, se borne à esquisser dans ses généralités le système rationnel, utile, honnête, universellement attendu, à l'aide duquel il sera possible de régénérer le service de santé de l'armée, et de lui assurer un recrutement à la fois convenable et facile.

Le corps des officiers de santé a été relégué dans le cadre des agents d'exécution administrative : nous voulons, nous, qu'il soit constitué dans l'armée, et pour l'armée, sous les ordres immédiats du commandement.

Le corps des officiers de santé est dans une position d'infériorité morale et matérielle qui pèse sur la dignité des hommes, qui affaiblit les ressorts de leur action, qui altère les conditions essentielles de leur profession : nous voulons, nous, dans une juste mesure qui ne peut porter ombrage au commandement, ni obstacle au contrôle, élargir et rehausser leur hiérarchie et la rendre effective par la voie de l'assimilation.

Cette réforme, il importe à l'armée tout entière qu'elle se réalise le plus tôt. Tout le monde y gagnera.

L'armée aura la certitude de trouver dans les hommes qui ont charge de veiller à son hygiène et d'atténuer sa mortalité, toutes les garanties légales et scientifiques qu'exige une si importante et si difficile mission.

L'administration centrale, débarrassée des difficultés que lui suscite incessamment l'état actuel du service et du personnel de santé militaire, pourra diriger cette force perdue, cette somme d'attention détournée sur un grand nombre de questions non encore résolues et qui touchent à l'amélioration du système hospitalier, etc., etc.

Le commandement rentrera dans la plénitude de ses droits et de ses légitimes attributions en s'appliquant par voie directe et avec le concours des officiers de santé au bien des soldats malades et blessés.

L'Intendance elle-même, soulagée du lourd fardeau d'une domination incompétente sur le corps médical, et dispensée des luttes qu'elle lui occasionne, pourra consacrer aux utiles fonctions du contrôle, tout le temps qu'elle emploie sans utilité réelle à correspondre avec un nombreux personnel d'officiers de santé sur une foule d'objets qui ne ressortent ni à sa compétence ni au but de sa propre institution.

Reste une dernière question, celle qui touche au budget; qu'il soit permis à un député de le dire, les Chambres accorderont la modique augmentation de fonds qu'entraînera le système que nous proposons, augmentation d'ailleurs atténuée par la suppression d'une foule de dépenses improductives et superflues dont est grevé le régime actuel. Les Chambres n'ont jamais marchandé les sommes destinées au bien-être du soldat malade; jamais leur sympathie n'a manqué à ce noble corps des médecins militaires qui meurent victimes de la peste, du choléra, du typhus et des balles; qui ont mêlé les ossements de leurs martyrs obscurs à ceux de nos phalanges victorieuses; qui, à Jaffa, comme à Waterloo, dans l'Algérie, comme en France, multiplient les exemples du plus pur dévouement; illustres par la science, illustres par le courage, ils attendent et espèrent......

Un prince éternellement regrettable, le duc d'Orléans, disait en 1842, en présentant les officiers de santé du Val-de-Grâce, au duc Bernard de Saxe-Weimar: « *Voilà nos médecins: ce sont des savants et des soldats!* »

Cette parole, la France ne l'oubliera point!

www.ingramcontent.com/pod-product-compliance
Lightning Source LLC
LaVergne TN
LVHW012010160826
845678LV00002B/748

* 9 7 8 2 3 2 9 6 6 7 8 2 9 *